LA GYMNASTIQUE

ET

LA RÉÉDUCATION RESPIRATOIRES

APPLIQUÉES A LA MÉTHODE ORALE

DANS L'ENSEIGNEMENT PÉDAGOGIQUE DES SOURDS-MUETS

PAR

Georges TILLOY

Préparateur à la Faculté de Médecine de Paris

PARIS

ATELIER TYPOGRAPHIQUE DE L'INSTITUTION NATIONALE
DES SOURDS-MUETS

254, RUE SAINT-JACQUES, 254

1905

LA GYMNASTIQUE

ET

LA RÉÉDUCATION RESPIRATOIRES

LA GYMNASTIQUE

ET

LA RÉÉDUCATION RESPIRATOIRES

APPLIQUÉES A LA MÉTHODE ORALE

DANS L'ENSEIGNEMENT PÉDAGOGIQUE DES SOURDS-MUETS

PAR

Georges TILLOY

Préparateur à la Faculté de Médecine de Paris

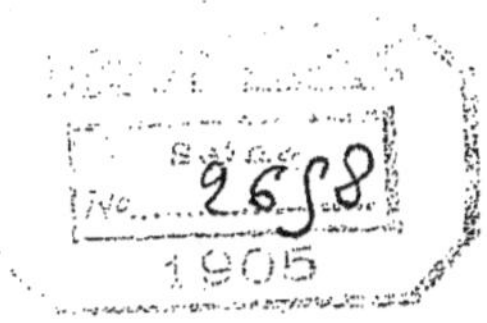

PARIS

ATELIER TYPOGRAPHIQUE DE L'INSTITUTION NATIONALE
DES SOURDS-MUETS

254, RUE SAINT-JACQUES, 254

1905

LA GYMNASTIQUE

ET

LA RÉÉDUCATION RESPIRATOIRES

APPLIQUÉES A LA MÉTHODE ORALE

DANS L'ENSEIGNEMENT PÉDAGOGIQUE DES SOURDS-MUETS

Nombre de spécialistes, en des recherches très intéressantes, ont tâché de débrouiller les causes de la surdi-mutité.

Le docteur Ladreit de Lacharrière, MM. Ménière, Castex et Grossard, dont il nous a été permis de suivre le précieux enseignement, ont tous donné sur la question des avis éclairés et compétents.

Plus récemment le docteur E. Ozun, leur élève, s'appliquait à exposer dans sa thèse (1904), travail des plus consciencieux, «les causes du retard dans l'apparition et dans le développement du langage ».

Il est arrivé à cette conclusion : « La cause qui paraît la plus déterminante est assurément la débilité de l'organisme. » L'hérédo-syphilis, le rachitisme, la débilité adénoïdienne, ajouterons-nous avec lui, interviennent pour une large part.

Cette fâcheuse hérédité détermine chez les sourds-muets, on le conçoit, un ralentissement général de la nutrition. Elle se manifeste, soit par :

L'hypertrophie des lèvres;

L'hypertrophie de la langue emplissant toute la cavité buccale;

L'implantation vicieuse des dents;

L'insuffisance secrétoire des glandes salivaires;

L'hypertrophie des amygdales amenant de l'hypercrétion salivaire;

L'inertie des parois buccales et des lèvres consécutive à une paralysie partielle du nerf facial;

— Tous stigmates révélant une déplorable imprégnation

cellulaire que nous devons combattre par tous les moyens en notre puissance.

Avec Ozun nous dirons : « L'on peut beaucoup pour la plupart de ces déshérités. L'intervention du médecin a sa très grande utilité. La pédagogie peut énormément dans l'éducation de ces impuissants qu'il faut aider et conduire. »

Le jeune sourd-muet entre à l'institution dès l'âge de six ans : les maîtres les plus compétents vont ouvrir son cerveau, ajouter à son vocabulaire, toujours composé de deux mots : « Papa, maman », les noms des personnes et des choses qui l'environnent.

Ils évoqueront chez lui l'idée abstraite, seront pour ce jeune enfant ce que l'ouïe est pour l'entendant. Ils lui révèleront en un mot tout le monde extérieur.

Dans ce rôle du professeur patient qui va façonner un cerveau, il serait juste de voir le médecin venir à son secours, l'aider et faciliter sa tâche en préparant un terrain inculte à recevoir la bonne semence.

Il faudrait que ce dernier mît en état de résistance et plus encore de combativité un protoplasme cellulaire déjà fâcheusement imprégné et plaçât l'enfant à l'abri des grandes infections et surtout de la tuberculose qui, l'on peut l'affirmer, existe très souvent chez les sourds-muets à l'état latent.

Et pour faciliter plus directement la tâche du professeur dans son œuvre pédagogique, il serait nécessaire de donner à l'enfant une respiration régulière, profonde, rythmée et soutenue, ce qui permettrait d'appliquer avec plus de succès la méthode orale.

Un des premiers phénomènes de la vie extra-utérine est la respiration.

Dès que l'enfant vit de son existence propre, les centres respiratoires sont irrigués et excités par un sang plus chargé d'acide carbonique (CO_2) par suite de suspension de la circulation placentaire ; sous cette influence, le jeu de la cage thoracique commence et le poumon se déplisse.

Ce dernier organe va dès lors assurer la vie du sujet par l'hématose du sang.

Mais le poumon n'a pas que cette fonction.

Si son grand rôle est de faciliter les échanges gazeux de l'extérieur avec nos tissus par l'intermédiaire du sang, il a une autre propriété : c'est le rejet de l'air, qui à l'expiration produira des sons par vibration des cordes vocales.

De ces deux fonctions dépend le développement pulmonaire.

La première est, dans le cas qui nous occupe, mal assurée, car le stroma des globules rouges du sang, par suite de tare héréditaire, s'imprègne mal d'oxygène et l'oxyhémaglobine formée est insuffisante pour assurer les échanges musculaires.

Quant à la deuxième fonction, l'enfant étant privé d'ouïe ne s'exerce pas à la reproduction des sons : il est muet parce que sourd.

De ces deux faits des plus importants nous tirons, au point de vue théorique, cette conséquence :

La respiration chez tous les sourds-muets, sauf de très rares exceptions, est défectueuse :

1º Parce que l'hématose est mauvaise, d'où dyspnée, c'est-à-dire insuffisance respiratoire ;

2º Parce que la dilatation thoracique n'est pas complète.

Que doit donc être la respiration normale et qu'est-elle chez les sourds-muets ?

Il nous semble inutile de refaire en tous ses détails et de consacrer aux phénomènes physiologiques de la respiration de longues descriptions, mais il est nécessaire d'en retracer ici les phases principales.

Grâce à leur élasticité, les poumons suivent les mouvements d'expansion ou d'affaissement de la cage thoracique dans laquelle ils sont contenus.

Ces mouvements d'expansion ou d'affaissement sont sous la dépendance des muscles, dits *muscles respiratoires,* qui font varier dans tous les sens les dimensions de la cage thoracique : verticalement, transversalement et antério-postérieurement, grâce aux mouvements des côtes et du diaphragme.

Les muscles intercostaux, en élevant le corps des côtes, déterminent à la fois un élargissement transversal de la cage thoracique et un élargissement antéro-postérieur en projetant le sternum en avant.

La contraction du diaphragme amène un abaissement du centre phrénique, d'où allongement du diamètre vertical de la cage thoracique.

L'inspiration normale est provoquée par le diaphragme et les élévateurs des côtes qui, chez l'homme, sont les surcostaux. Elle est active.

Nous ne parlons pas à dessein des muscles qui interviennent dans l'inspiration forcée (les muscles scalènes, le sterno-cleïdo-mastoïdien, le petit pectoral, le petit dentelé, le trapèze, le rhomboïde et les faisceaux costaux du grand dentelé et du grand pectoral).

L'expiration normale est passive, mais l'expiration forcée est active ; elle est provoquée par les muscles qui abaissent les côtes et soulèvent le diaphragme, c'est-à-dire les muscles abdominaux : le grand oblique, le petit oblique, le transverse, les grands droits essentiellement et accessoirement le petit dentelé inférieur et le carré des lombes.

A chaque inspiration, l'air pénètre dans le poumon ; à chaque expiration, la cage thoracique se vide. Le docteur Georges Rosenthal, dans le *Traité des maladies de l'enfance* de MM. le professeur Grancher et Comby, nous a donné les caractères d'une respiration normale physiologique et saine. Il s'exprime ainsi : « La respiration doit être exclusivement nasale et bilatéralement nasale, complète et suffisante ; c'est-à-dire qu'elle doit, en utilisant exclusivement la voie nasale, amener une dilatation notable de la cage thoracique dans les trois sens.

« L'inspiration doit être nasale, parce que le dédale des fosses nasales filtre, purifie, humidifie l'air, le dépouille des germes et poussières et protège mécaniquement et bactériologiquement l'asepsie de l'alvéole ; parce qu'il existe un rapport physiologique entre la muqueuse pituitaire et la musculature des bronches ; parce que l'irritation de la muqueuse des fosses nasales amène un spasme protecteur de cette musculature qui se relâche si la pituitaire ne ressent aucune excitation traumatique (réflexe naso-bronchique de respiration).

« L'expiration doit être nasale, parce qu'il est impossible d'inspirer par le nez et d'expirer par la bouche, que l'expiration nasale favorise l'inspiration nasale ; parce qu'il faut empêcher de toute façon que la bouche, entrée du tube digestif, remplace les fosses nasales, voie d'accès naturelle des voies respiratoires.

« L'inspiration doit être suffisante, elle doit être complète. » — (ROSENTHAL.)

Les mouvements produits à l'inspiration et à l'expiration offriront des types différents suivant leur forme, leur amplitude et leur rythme.

Nous aurons des respirations du type costal, type abdominal, type costal inférieur ou costal supérieur, admises par les physiologistes, mais qui, croyons-nous, doivent être rejetées, car la respiration doit être à la fois costo-abdominale.

1o Costale supérieure, car il faut combattre l'inertie des sommets pulmonaires ;

2o Costale moyenne, à cause de la grande surface de la zone moyenne du poumon ;

3o Diaphragmatique, en ce qu'elle lutte victorieusement contre la stase des bases.

A la respiration se rattache la question de la circulation pulmonaire ou petite circulation qui est soumise à des conditions très spéciales.

L'élasticité pulmonaire tend à affaisser le poumon, en le séparant de la cage thoracique, mais elle ne parvient pas à réaliser cette séparation. Les capillaires sont dès lors maintenus béants par le jeu de cette élasticité pulmonaire. C'est là une condition différente de celle qui est réalisée au niveau des capillaires généraux, où aucune autre cause que la poussée sanguine ne tend à les maintenir béants.

Au moment de l'inspiration, l'élasticité pulmonaire est augmentée, la béance des capillaires est plus grande, la circulation s'y fait plus facilement, le sang afflue plus abondamment.

Au moment de l'expiration, l'élasticité pulmonaire est diminuée, la béance des capillaires l'est aussi, la circulation se fait moins facilement, le sang afflue moins abondamment.

Tels sont, brièvement résumés, les phénomènes les plus importants de la respiration.

Il nous a été permis, grâce à la bienveillance de M. Collignon, directeur de l'Institution Nationale des Sourds-Muets de Paris, et du docteur Leroux, médecin en chef, de porter nos recherches sur dix enfants de la classe enfantine ; ces enfants, pris au réveil, ont été soigneusement examinés et nous avons pu constater qu'aucun d'eux ne répondait aux lois générales de la respiration.

On trouvera plus loin, exposés en des tableaux que nous

nous sommes efforcés de rendre clairs, des chiffres précis de mensurations.

Nous avons constaté chez ces enfants :

1o Une paresse bien évidente des ailes du nez provenant d'une légère paralysie faciale ;

2o Des joues flasques et molles ;

3o Des thorax quelquefois déformés, et toujours insuffisamment développés ;

4o Des ventres plats ne réagissant ni à l'inspiration ni à l'expiration ;

5o Des mouvements inspiratoires saccadés et répétés par soubresaut, sans qu'il se produise d'expiration ;

6o Une dyspnée intense (35 respirations à la minute, en moyenne).

A l'auscultation, aucun ne présente une respiration nette et entière de ses deux poumons et, sans qu'il y ait de phénomènes pulmonaires bien nets, tous ont de l'obscurité.

L'examen oto-rhino-laryngoscopique, pratiqué par le docteur Grossard, a révélé chez quelques-uns des végétations adénoïdiennes.

En présence de semblables faits, il nous a paru intéressant de chercher à améliorer le sort de ces déshérités. Nous avons voulu, nous aussi, apporter notre pierre à l'édifice pédagogique des sourds-muets, et nous pensons avoir résolu une partie de la question en introduisant la rééducation respiratoire médicale (Rosenthal) dans la *période préparatoire* de leur éducation.

Non pas que tous les professeurs et tous ceux qui se sont occupés de l'enseignement des sourds-muets n'aient compris depuis longtemps la nécessité de préparer à la production des sons les organes de la voix.

Goguillot, dans son livre : *Comment on fait parler les sourds-muets*, écrit : « Les poumons, dans leurs fonctions, ne recevant que l'air qui est propre à l'acte de la respiration, n'ont pas acquis le degré de force nécessaire pour produire des sons. C'est donc par l'exercice des poumons, qui constituent la partie essentielle de l'organe vocal, que le professeur commencera l'enseignement de l'articulation. »

Le Père Marchio est plus affirmatif. Il dit : « Les trois quarts des défauts dans l'articulation de nos élèves sourds doivent être attribués à une respiration défectueuse. »

La nécessité s'impose donc bien de pratiquer, au point de vue pédagogique, la rééducation respiratoire chez les sourds-muets. Elle s'impose encore plus au point de vue médical, car elle aura pour effet d'augmenter les défenses et partant les forces vives des sujets soumis à cet exercice ; elle les mettra à l'abri des atteintes postérieures, ce qui sera énorme au point de vue de la vie et de l'hérédité.

La pratique de la gymnastique respiratoire nous permettra d'atteindre ce but.

Nous ne referons pas ici l'historique de la gymnastique respiratoire que nous avons précédemment exposée dans une communication présentée par M. Collignon au Congrès de sport et d'éducation physique de Bruxelles.

Avant de mettre cette méthode en pratique, nous avons voulu, par des mensurations et des observations précises, nous rendre compte et noter l'état pulmonaire des sujets.

Nous avons pris les mensurations thoraciques et noté tous les enfants présentant de l'insuffisance, c'est-à-dire tous ceux qui ne réalisaient pas la formule $P = \frac{H}{2} + 3$, P étant le périmètre thoracique, H la hauteur du sujet.

Nous avons pris la *deltoïdienne*, qui est la mesure thoracique au-dessus du muscle deltoïde.

Au moyen du centimètre symétrique du docteur Rosenthal, formé de deux moitiés symétriques graduées de 1 à 75 et réunies par les chiffres 1 qui sont accolés, nous avons mesuré le demi-périmètre thoracique, en plaçant sur la crête des apophyses épineuses ou sur le plan de cette crête le trait qui sépare le chiffre 1 et en ramenant autour de la poitrine les deux moitiés du ruban. Nous avons ainsi pris les mensurations sus et sous-mammaires droite et gauche avec les variations à chaque inspiration et à chaque expiration. Constatant l'asymétrie thoracique, nous en avons déduit « l'asymétrie physiologique » (Rosenthal).

Le nombre de respirations à la minute a été soigneusement noté.

L'auscultation a permis de vérifier ces indications et de noter les différents phénomènes pulmonaires que présentait chacun d'eux.

Enfin, les enfants chez qui l'examen laryngoscopique avait révélé des végétations adénoïdes ont été opérés, ce qui est indispensable.

Nous avons alors appliqué la méthode sur un lot de cinq enfants pris au hasard, conservant un lot témoin composé de cinq autres enfants.

Pendant trente jours, tous les matins, au réveil, ces enfants ont été soumis à la « rééducation respiratoire » et tous les dix jours nous avons fait de nouvelles mensurations, tandis que le lot témoin, non soumis à l'expérience, mensuré le premier jour, ne l'a été de nouveau qu'après trente jours d'intervalle.

L'enfant étant couché sur le dos, la tête sur le même plan que les pieds, les bras accolés au corps, nous lui avons fait exécuter quinze inspirations et expirations nasales profondes en une minute, mettant entre l'inspiration et l'expiration un intervalle $= 1/3$, c'est-à-dire que l'inspiration correspond à un temps et l'expiration à trois temps comptés au métronome.

Dans l'inspiration profonde, le ventre se ballonne, attestant ainsi le travail et le jeu du muscle diaphragme.

A l'expiration, le ventre doit redevenir plat.

Nous avons dû quelquefois, dans les premières séances, provoquer le relèvement et l'abaissement successifs de la cage thoracique, en saisissant le thorax entre les deux mains, en l'élevant au moment de l'inspiration et le rabaissant au moment de l'expiration.

Ce mouvement a eu deux effets :

1º Dilater le thorax mécaniquement ;

2º Amener par la constriction de la base un réflexe du côté du sommet pulmonaire, et l'on sait combien est utile ce réflexe chez les sujets atteints d'insuffisance respiratoire et dont les sommets sont inertes.

Puis, après avoir produit une série de respirations profondes, le sujet étant immobile, nous produisons une nouvelle série de respirations avec mouvements passifs en relevant et en abaissant successivement les bras du plan du lit par des mouvements verticaux. A chaque fois que les bras s'écartent pour revenir sur le plan du lit, il y a inspiration ; à chaque fois qu'ils se rapprochent, il y a expiration.

Ces mouvements absolument passifs ne demandent aucun effort au sujet, et si les muscles thoraciques de l'inspiration forcée entrent en jeu, le poumon se déplisse plus entièrement et se trouve massé par vibrations du diaphragme.

Nous commençons par cinq inspirations et expirations complètes et nous allons, en graduant chaque fois, jusqu'à vingt par minute.

Par ces séries d'inspirations, nous avons ainsi produit un déplissement considérable des alvéoles pulmonaires et contracté d'une façon lente et régulière les muscles thoraciques.

Il nous reste à contracter fortement les muscles respiratoires de l'abdomen; c'est ce que nous produisons par des mouvements de flexion de la cuisse sur l'abdomen.

L'enfant étant dans le decubitus dorsal, les mains placées sous la tête, nous produisons à l'expiration une flexion de la cuisse sur l'abdomen; 10 flexions à droite, 10 flexions à gauche, soit en résumé :

20 inspirations et expirations profondes et nasales dans le decubitus dorsal ;

20 inspirations et expirations profondes et nasales avec mouvements des bras ;

20 inspirations et expirations profondes et nasales avec flexion des cuisses sur l'abdomen.

Les résultats obtenus sont résumés dans les tableaux des pages 14 à 16.

Si nous nous reportons au tableau de la première mensuration, nous voyons, pour l'enfant B..., une mensuration sus-mammaire = 29 à droite et 30 à gauche, d'où asymétrie thoracique. Tandis qu'à droite nous avons une variation = 1, nous avons 0 à gauche. Il n'y a nullement compensation, comme on pourrait le croire; il y a asymétrie physiologique, et cette asymétrie physiologique, l'auscultation nous la révélera beaucoup plus nette encore.

Si nous nous reportons à la mensuration sous-mammaire, nous trouvons 29 et 29 avec variations = 0 de chaque côté; nous pouvons ici déclarer l'insuffisance diaphragmatique. Cet enfant, adénoïdien, du reste, fait 36 respirations à la minute, ce qui est exagéré. Il y a dyspnée chez lui, parce que ses respirations ne sont pas profondes; sa surface pulmonaire utilisable est réduite par suite de son insuffisance thoracique et de son insuffisance diaphragmatique.

Il en est de même pour les autres enfants qui tous présentent des asymétries thoraciques, des variations = 0 et une dyspnée exagérée qui s'explique soit par la réduction de leur surface pulmonaire utilisable, soit par l'incapacité dans

ENFANTS MIS EN EXPÉRIENCE.

1re Mensuration.

ENFANTS	DELTOIDIENNE	SUS-MAMMAIRE		SOUS-MAMMAIRE		RESPIRATIONS à la minute	PHÉNOMÈNES pulmonaires
		droite	gauche	droite	gauche		
B ...... (1) 8 ans	0.73	29 + 1	30 0	29 0	29 0	36	Obscurité à gauche
R .... 8 ans	0.68	30 + 1/2	31.5 + 1/2	28 + 1	29 + 1/2	34	Déformation thoracique postéro-antér.
P ...... (1) 7 ans	0.68	28 0	32 + 1/2	26 0	31 + 1	31	Respiration diaphragmatique nulle
Bl .... 7 ans	0.70	29 0	32 + 1	29 + 1	30 + 1/2	32	Insuffisance pulmonaire droite en haut
G .... 8 ans 1/2	0.64	27 0	30 + 1/2	28 + 1/2	29 + 1/2	31	

(1) Enfant adénoïdien — Mensurations avant l'opération.
N. B. — Le chiffre de la variation thoracique est indiqué au-dessous des mensurations sus et sous-mammaire droite et gauche.

APRÈS 10 JOURS D'EXPÉRIENCE.

2e Mensuration.

ENFANTS	DELTOIDIENNE	SUS-MAMMAIRE		SOUS-MAMMAIRE		RESPIRATIONS à la minute	PHÉNOMÈNES pulmonaires
		droite	gauche	droite	gauche		
B ...... (1)	0.75	29 + 1	32 + 1	29 + 1/2	30 + 1/2	24	
R	0.70	29 + 1	30 + 1	20 + 1/2	29 + 1/2	28	
P ...... (1)	0.70	29 + 1/2	31 + 1/4	29 + 1/2	30 + 1/2	28	
Bl	0.72	29 + 1	30 + 2	28 + 1	30 + 1	28	
G	0.66	28 + 1/2	28 + 1/2	28 + 1/2	28 + 1/2	24	

(1) Adénoïdien opéré.

ENFANTS MIS EN EXPÉRIENCE
(Suite)

APRÈS 20 JOURS D'EXPÉRIENCE.

3e Mensuration.

ENFANTS	DELTOÏDIENNE	SUS-MAMMAIRE		SOUS-MAMMAIRE		RESPIRATIONS à la minute	PHÉNOMÈNES pulmonaires
		droite	gauche	droite	gauche		
B.........	0.75	31 + 1	30 + 1/2	30 + 1/2	31 + 1/2	22	
R.........	0.70	30 +1 1/4	30 +1 1/2	30 + 1	28 + 1	26	
P.........	0.70	30 + 1/2	31 + 1/2	31 + 1/2	30 + 1/2	24	
Bl.........	0.72	30 + 2	30 + 2	29 + 2	30 + 2	22	
G.........	0.68	27 + 2	27 + 2	28 + 1	28 + 1	22	

APRÈS 30 JOURS D'EXPÉRIENCE.

4e Mensuration.

ENFANTS	DELTOÏDIENNE	SUS-MAMMAIRE		SOUS-MAMMAIRE		RESPIRATIONS à la minute	PHÉNOMÈNES pulmonaires
		droite	gauche	droite	gauche		
B.........	0.75	31 + 2	32 + 2	30 + 2	31 + 2	19	Respiration égale. Murmure très net.
R.........	0.70	30 +1 1/2	30 +1 1/2	30 +1 1/2	29 +1 1/2	21	Respiration égale.
P.........	0.70	28 + 1/2	28 + 1/2	29 + 1/2	29 + 1/2	22	
Bl.........	0.72	30 + 2	30 + 2	29 + 2	30 + 2	20	Respiration s'est régularisée. Thorax réagit entièrement.
G.........	0.68	29 +1 1/2	29 +1 1/2	29 + 1	30 + 1	21	

TÉMOINS

1re Mensuration.

ENFANTS	DELTOIDIENNE	SUS-MAMMAIRE		SOUS-MAMMAIRE		RESPIRATIONS à la minute	PHÉNOMÈNES pulmonaires
		droite	gauche	droite	gauche		
D......... 8 ans	0.72	30 + 1	32 + 2	28 + 1	32 + 2	27	
L......... 9 ans	0.74	31 + 1/2	32 + 1/2	29 0	30 + 1	28	
V......... 8 ans	0.62	26 0	27 + 1/2	27 + 1/2	27 + 1/2	40	
C......... 9 ans	0.70	28 0	33 + 1/2	27 + 1/2	31 + 1/2	34	
R......... 8 ans 1/2	0.70	30 0	31 + 1	30 0	30 + 1/2	36	

Après 30 jours d'intervalle.

2e Mensuration.

ENFANTS	DELTOIDIENNE	SUS-MAMMAIRE		SOUS-MAMMAIRE		RESPIRATIONS à la minute	PHÉNOMÈNES pulmonaires
		droite	gauche	droite	gauche		
D.........	0.72	30 + 1	32 + 2	30 + 1	31 + 1	32	
L.........	0.75	31 + 1/2	32 + 1/2	31 + 1/2	31 + 1/2	29	
V.........	0.62	25 + 1/2	27 + 1/2	27 + 1/2	27 0	43	
C.........	0.70	29 0	30 + 1/2	30 + 1/2	30 0	32	
R.........	0.70	28 + 1/2	30 0	29 + 1	31 0	33	

laquelle se trouvent leurs globules de fixer une suffisante quantité d'oxygène, soit par une diminution ou un ralentissement de leur circulation sanguine, soit enfin par une diminution de leurs mouvements thoracique et diaphragmatique. Ce qui vérifie ce que nous avons énoncé lorsque nous avons parlé du ralentissement cellulaire chez ces jeunes enfants.

Après dix jours d'expérience :

Les mensurations deltoïdiennes ont presque toutes augmenté. Par contre, quelques mensurations sus et sous-mammaires accusent une légère diminution. Ceci n'a rien d'étonnant puisque le jeu de la côte a gagné en amplitude et que, par conséquent, elle s'est affaissée davantage.

Les muscles thoraciques ont gagné quelque tonicité. Nous ne trouvons plus de variations = 0 et, bien plus, nous devons considérer l'augmentation thoracique comme étant égale aux différences ajoutées des mensurations et des variations d'un même côté.

Les respirations à la minute sont moins rapides, la régularisation commence à s'opérer.

Dans le troisième tableau, ces phénomènes s'accentuent, la symétrie thoracique s'installe et la respiration est presque normale.

Enfin, après trente jours d'expérience, le thorax s'est complètement régularisé, les respirations sont devenues de plus en plus profondes, le rythme respiratoire s'est établi.

Nous ne constatons plus à l'auscultation d'obscurité pulmonaire et le thorax de ces enfants fonctionne de façon régulière, une expiration succédant à une inspiration sans secousse ni soubresaut.

Si, au contraire, nous nous reportons aux première et deuxième mensurations du lot témoin, après trente jours d'intervalle, nous constatons que les phénomènes de dyspnée ont persisté, qu'ils ont même augmenté chez certains. La respiration est restée folle et insuffisante ; quant aux variations thoraciques, elles se retrouvent dans les deux cas, affirmant la même asymétrie physiologique.

La rééducation respiratoire a eu pour effet d'établir chez ces jeunes sourds-muets, en une période de temps assez restreinte, une respiration presque parfaite.

Elle a, par son effet antispasmodique, combattu la dyspnée, permettant ainsi un effort respiratoire plus grand dont le professeur saura tirer parti.

Elle a augmenté les combustions de ces jeunes enfants, assurant ainsi à leur protoplasme cellulaire une véritable combativité qui les met à l'abri des atteintes pathologiques.

La prophylaxie de la tuberculose chez les sourds-muets fera, du reste, l'objet d'une note spéciale.

Cette méthode donne-t-elle des résultats supérieurs à ceux obtenus par la gymnastique respiratoire telle qu'elle a été pratiquée jusqu'à présent dans l'éducation pédagogique des sourds-muets ?

La chose ne me semble pas discutable.

Elle doit sa priorité à ce qu'elle repose sur des bases moins empiriques et surtout à ce qu'elle est médicalement conduite.

Chez ces jeunes enfants, la rééducation respiratoire doit se faire le matin, au réveil, le sujet étant dans le decubitus dorsal, sans qu'aucune contrainte extérieure ne vienne le gêner dans ses mouvements d'expansion thoracique.

En pratiquant ainsi, nous obtenons une plus forte irrigation cérébrale, ce qui est essentiel, les sourds-muets étant des « mal irrigués cérébralement » (Ladreit de Lacharrière).

A aucun moment, l'enfant ne doit inspirer ou expirer «par la bouche», cela pour les raisons que nous avons exposées, en donnant après le docteur Rosenthal les conditions d'une respiration physiologique et saine.

Goguillot, dans son livre, à l'article : « Préparation de l'appareil vocal », dit ceci : « On s'assurera que l'élève ne laisse pas échapper du souffle par le nez. S'il le faisait, on lui presserait les narines pour empêcher cette déperdition d'avoir lieu et pour lui apprendre à régler la sortie de l'air qui doit se faire dans certains cas par le nez, mais qui a lieu le plus souvent par la bouche. »

Le son ne se produit qu'à l'expiration; pour cela, il est évidemment nécessaire que l'air soit évacué par la bouche; mais, faire expirer par la bouche pendant *l'acte exclusivement respiratoire*, c'est créer une respiration pathologique.

Lorsque l'enfant aura obéi à son réflexe respiratoire, la production des sons se fera seule, *sous l'effort éducateur du professeur*, effort qui se continuera pendant tout le séjour de l'enfant à l'institution.

On a préconisé également l'emploi du spiromètre. Ce n'est pas sans une véritable appréhension que nous constatons combien cet instrument tient une large place dans l'éducation des sourds-muets. C'est, en effet, plus par un effet d'habitude que par une conséquence de l'éducation respiratoire que l'enfant, après avoir avalé une quantité plus ou moins considérable d'air, le rejette violemment dans le tube du spiromètre.

L'effort passager et trop brusque que l'enfant a donné est déplorable au point de vue du rythme respiratoire qu'il détruit.

Conservons-le alors comme moyen de mesure, mais comme agent d'exercice, rejetons-le.

Quant à l'exercice qui consiste à faire éteindre une bougie à une distance plus ou moins grande, il doit être écarté pour deux raisons : la première, c'est que l'expiration est trop brusque; la seconde, c'est que c'est là une mesure trop empirique et que, de ce fait, elle n'a pas de valeur.

Savoir éteindre une bougie est un véritable tour d'adresse et non pas un effet de « rééducation respiratoire ».

L'un et l'autre sont du reste délaissés à l'Institution Nationale de Paris et ne sont plus, je crois, que des moyens de contrôle.

Dans le même article de Goguillot, nous relevons :

« On fera des exercices consistant à aspirer l'air par le nez et le rejeter par la bouche et inversement. »

Ce petit jeu du poisson souffleur pourra certainement amuser beaucoup les jeunes sourds-muets, mais il sera déplorable.

Lorsque l'enfant respirera, il inspirera et expirera par le nez; lorsqu'il parlera, il inspirera par le nez, se servant de l'air emmagasiné au fur et à mesure des besoins.

Enfin, à aucun moment de l'éducation respiratoire il ne faudra, contrairement aux idées admises jusqu'à présent, augmenter le rythme respiratoire.

On ne permettra pas à l'enfant plus de 20 respirations à la minute et l'on suivra les préceptes donnés par le docteur Féré et M. Boyer, professeur à l'Institution Nationale des Sourds-Muets de Paris, c'est-à-dire que l'on provoquera l'inspiration et l'expiration dans un temps répondant à la proportion de 1/3.

Pendant combien de temps faudra-t-il poursuivre cette rééducation ?

Un mois nous semble insuffisant et nous croyons obtenir de meilleurs résultats en pratiquant ainsi :

15 séances successives tous les matins ;

1 séance tous les deux jours pendant deux mois ;

1 séance tous les trois jours pendant un autre mois ;

1 séance par semaine pendant quinze jours.

Ce qui portera à trois mois la durée du traitement que l'on prolongera, cela est évident, dans le cas où les résultats obtenus seraient insuffisants.

Mais nous estimons qu'en trois mois on peut donner à tous ces enfants une respiration très profonde et très régulière.

Et cette méthode sera, non seulement applicable aux sourds-muets, elle sera excellente pour tous ceux présentant un défaut quelconque de la parole relevant du professeur d'articulation, dont, j'en suis persuadé, nous faciliterons largement la tâche en introduisant la « rééducation respiratoire médicale » dans l'enseignement.

En terminant ce travail, nous tenons à remercier le docteur Georges Rosenthal, initiateur de la « rééducation respiratoire médicale », qui a bien voulu contrôler nos efforts, et les professeurs de l'Institution Nationale des Sourds-Muets de Paris dont nous utiliserons les renseignements au point de vue pédagogique, en traitant en collaboration avec eux de « l'éducation phonétique chez les sourds-muets », ce qui constituera, avec ce travail, qui n'en est que la première partie, la pédagogie complète du sourd-muet.

Paris. — Atelier typographique de l'Institution Nationale des Sourds-Muets.